Oliwia Radzimska

Znane Zabiegi Pielęgnacyjne Twarzy

Oliwia Radzimska

Znane Zabiegi Pielęgnacyjne Twarzy

Mikrodermabrazja Diamentowa, Mezoterapia Igłowa, Oczyszczanie Wodorowe oraz Peeling Kawitacyjny i Sonoforeza

Wydawnictwo Bezkresy Wiedzy

Imprint
Any brand names and product names mentioned in this book are subject to trademark, brand or patent protection and are trademarks or registered trademarks of their respective holders. The use of brand names, product names, common names, trade names, product descriptions etc. even without a particular marking in this work is in no way to be construed to mean that such names may be regarded as unrestricted in respect of trademark and brand protection legislation and could thus be used by anyone.

Cover image: www.ingimage.com

Publisher:
Wydawnictwo Bezkresy Wiedzy
is a trademark of
Dodo Books Indian Ocean Ltd. and OmniScriptum S.R.L publishing group

120 High Road, East Finchley, London, N2 9ED, United Kingdom
Str. Armeneasca 28/1, office 1, Chisinau MD-2012, Republic of Moldova, Europe
Printed at: see last page
ISBN: 978-620-0-81864-5

Wyższa Szkoła Kształcenia Zawodowego

Oliwia Radzimska

Znane zabiegi pielęgnacyjne twarzy. Mikrodermabrazja Diamentowa, Mezoterapia Igłowa oraz Oczyszczanie Wodorowe.

PRACA DYPLOMOWA

Wrocław 2023

Spis treści

Dedykuję te pracę mojej mamie, która zmotywowała mnie do zostania Kosmetologiem. Dziękuje również moim bliskim M. Kocyła, D.A Radzimskim oraz O. Rogala za wsparcie w rozpoczęciu nowego rozdziału w moim życiu.

Wstęp

Pielęgnacja skóry twarzy jest bardzo ważna dla zachowania młodego wyglądu skóry oraz promiennej zdrowej cery. Wyniki sondażu pokazały, że Polacy zazwyczaj myją twarz 2 lub 3 razy dziennie. 41 proc. mężczyzn oczyszcza skórę twarzy częściej niż dwa razy dziennie. Zazwyczaj robią to przy goleniu, po treningu lub po wieczornym wyjściu. Kobiety z kolei głównie myją twarz przed snem i często używają do tego jedynie wody. [1,13] Prawidłowa pielęgnacja skóry twarzy powinna składać się z dokładnego oczyszczenia oraz nawilżenia skóry. Każda pielęgnacja powinna być dopasowana do odpowiedniego rodzaju cery: suchej, tłustej lub mieszanej. Istotnymi zabiegami oczyszczającymi skórę jest mikrodermabrazja diamentowa natomiast dzięki mezoterapii igłowej utrzymujemy młodą, w pełni nawilżoną cerę.[2]

1. Pielęgnacja skóry twarzy

Pielęgnacja skóry twarzy powinna być regularna i dostosowana do jej potrzeb. Oto kilka istotnych kroków pielęgnacyjnej rutyny:

- Oczyszczanie: Codziennie rano i wieczorem należy oczyścić skórę twarzy, aby usunąć zanieczyszczenia i nadmiar sebum. Można użyć żelu do mycia twarzy lub mleczka.

- Tonizowanie: Po oczyszczeniu należy zastosować tonik, aby przywrócić skórze naturalne pH i przygotować ją do dalszej pielęgnacji.

- Nawilżanie: Skóra twarzy wymaga regularnego nawilżania, aby zachować jędrność i elastyczność. Można stosować kremy nawilżające lub sera.

- Ochrona przeciwsłoneczna: Codziennie rano należy stosować krem z filtrem UV, aby chronić skórę przed szkodliwym działaniem promieni słonecznych.

- Peeling: Raz w tygodniu można wykonać peeling, aby usunąć martwe komórki skóry i poprawić jej koloryt.[4]

Pielęgnacja w zależności od potrzeb: W zależności od potrzeb skóry, można stosować dodatkowe produkty, takie jak maseczki, serum, kremy przeciwzmarszczkowe i antyoksydacyjne. Ważne jest, aby stosować produkty dostosowane do typu skóry i unikać agresywnych peelingów i kosmetyków. Regularne i odpowiednie pielęgnacja pozwala utrzymać zdrowy wygląd skóry twarzy. [3,4]

1.1 Pielęgnacja poranna

Należy dostosować swoją rutynę pielęgnacji twarzy do potrzeb swojej skóry i stosować produkty odpowiednie dla jej typu.[4] W ten sposób możesz utrzymać skórę w dobrej kondycji i wyglądającą świeżo przez cały dzień. Poranna pielęgnacja twarzy jest ważna, aby utrzymać skórę w dobrym stanie i zapewnić jej zdrowe i promienne wyglądanie przez cały dzień. Oto bardziej szczegółowy opis każdego z kroków porannej rutyny:

-Oczyszczanie: Najpierw należy dokładnie oczyścić twarz, aby usunąć wszelkie nagromadzone sebum, kurz, brud i zanieczyszczenia z nocy. Można użyć ciepłej wody lub łagodnego produktu do oczyszczania twarzy, takiego jak płyn micelarny, mleczko lub żel. Nie należy używać mydła, ponieważ może ono wysuszać skórę.[3]

-Tonizowanie: Tonik pomaga zrównoważyć pH skóry i przygotować ją do kolejnych etapów pielęgnacji. Tonik może też pomóc w usunięciu pozostałych zanieczyszczeń i zmiękczyć skórę. Należy go nałożyć na twarz za pomocą wacika kosmetycznego i delikatnie wklepać.[3]

-Nawilżanie: Kolejnym krokiem jest nałożenie kremu nawilżającego, aby zapewnić skórze odpowiednie nawilżenie i ochronę przed utratą wilgoci. Krem należy dokładnie wklepać w skórę, aby zapewnić równomierne rozprowadzenie i wchłonięcie.[4]

-Ochrona przeciwsłoneczna: Na koniec należy nałożyć krem z filtrem UV, aby chronić skórę przed szkodliwym działaniem promieni słonecznych i zapobiegać przedwczesnemu starzeniu się skóry. Krem z filtrem należy nałożyć na twarz i szyję, zanim wyjdzie się na zewnątrz.[4]

<u>Produkty warte polecenia:</u>

- <u>Oczyszczanie:</u>

<u>Pianka do mycia twarzy Morela Ministerstwo Dobrego Mydła</u> — doskonale oczyszcza, nie naruszając bariery hydrolipidowej. Mocno się pieni, pachnie soczystymi morelami.

<u>Pianka do mycia twarzy Iossi</u> — łagodna, na bazie ekstraktów z zielonej herbaty, nagietka, lukrecji z nawilżającymi fermentami w składzie. Sprawdzi się dla każdej cery.

<u>Żel do mycia twarzy Figa Mokosh</u> — z kompleksem 5 minerałów, dobrze oczyszcza, zapewniając skórze dobre nawilżenie, nie pozostawia jej „ściągniętej".

<u>Żel do mycia twarzy Resibo.</u> Delikatny, dobrze oczyszcza, nawilżając skórę. Świetny do porannego oczyszczania lub jako drugi krok w wieczornym oczyszczaniu po demakijażu.

<u>Delikatne pianki do mycia twarzy Mawawo</u> na bazie francuskiej wody termalnej. Łagodnie oczyszczają, zapewniając skórze ukojenie i komfort. [11,14,15]

- Tonizacja (Tonik lub hydrolat).

Tonizacja przywraca skórze prawidłowe ph. W Składzie Prostym znajdziecie wiele toników bądź hydrolatów (wód kwiatowych), które doskonale sprawdzą się przy Waszej cerze.

Zwilżona tonikiem, zmiękczona skóra lepiej absorbuje, nakładane w kolejnym kroku, składniki aktywne z serum bądź kremu. Ponadto tonizacja pomaga ukoić podrażnienia i napięcie skóry występujące często po umyciu twarzy.

Tonik aplikujemy na skórę, jako drugi krok po umyciu twarzy, przed nałożeniem serum i kremu.

Ważne: tonik i płyn micelarny to dwa różne produkty i nie należy stosować ich zamiennie. Tonik tonizuje skórę, płyn micelarny oczyszcza i należy zmyć go wodą. [11,12]

- Serum (nakładamy na delikatnie wilgotną skórę, kiedy tonik nie zdąży się wchłonąć).

To krok w pielęgnacji, który nie jest konieczny, choć rekomendowany do wprowadzenia go do własnej pielęgnacji twarzy. Serum to kosmetyk zawierający wyższe stężenie składników aktywnych niż np. krem i często jest super wsparciem przy konkretnym problemie skórnym.[14]

Na rynku znajdziemy sera dla cer suchych, działające na zmarszczki, ale także takie, które pomogą wyregulować wydzielanie sebum, rozjaśnią przebarwienia czy pomocne w przypadku cery trądzikowej.[11,14]

Na panującym rynku znajdziecie kosmetyki podzielone ze względu na Typ Skóry, dzięki czemu z łatwością dobierzecie dla siebie odpowiednie serum. [12]

Serum nakładamy jako 3 krok na delikatnie wilgotną skórę (najlepiej kiedy tonik/hydrolat nie wchłonął się jeszcze całkowicie). [11,12,14]

- Krem nawilżający plus krem pod oczy

To bardzo ważny element porannej pielęgnacji. Każda cera, bez względu na typ, potrzebuje codziennej dawki nawilżenia. Wybieramy zatem krem odpowiedni do odpowiedniego typu skóry.[12]

Tylko odpowiednio nawilżona skóra, może wyglądać dobrze, a makijaż będzie się dobrze trzymał. Pomijając odpowiednie nawilżenie skóry, nawet najlepszej jakości podkład nie będzie prezentował się dobrze.[14]

W tym kroku stosujemy także krem pod oczy, dostosowany do delikatnej skóry pod oczami. Z odpowiednimi dodatkami działanie kremu jest najwilżające, kojące lub niwelujące cienie pod oczami. Godne polecenia kremy pod oczy pochodzą z takich firm jak Miya, Soraya lub Bielenda Professional. [12,14]

- Krem z filtrem SPF

Spora część osób uznaje pielęgnację z filtrem tylko latem, tylko na plaży. To błąd który latami jest uświadamiany, że konieczność używania kremów spf jest niezbędna w codziennej pielęgnacji. Promieniowanie UV jest szkodliwe dla naszej skóry. Przyspiesza procesy starzenia się, powstawania zmarszczek, przebarwień, plam pigmentacyjnych. Zwiększa też ryzyko nowotworu skóry. Promieniowanie UVA jest wyjątkowo niebezpieczne. Działa także w pochmurne dni, przenika przez chmury, szyby. Dlatego używanie kremu z filtrem całorocznie to bardzo ważny krok pielęgnacyjny.[12]

Na rynku znajdziecie kremy SPF z filtrem mineralnym i chemicznym, które z łatwością wdrożycie do swojej codziennej pielęgnacji.[11]

Krem SPF nakładamy po kremie nawilżającym, przed nałożeniem makijażu. Jeśli Twoja skóra jest mieszana lub tłusta i nałożenie dwóch kremów rodzi dyskomfort, wybierz dobry, naturalny krem z filtrem, który oprócz ochrony przeciwsłonecznej, zapewni też odpowiednie nawilżenie. [11,12]

1.2 Pielęgnacja wieczorna

Pielęgnacja wieczorna twarzy jest tak samo ważna, jak poranna, ponieważ nasza skóra jest narażona na wiele czynników w ciągu dnia, które mogą uszkodzić jej naturalną barierę ochronną. Dlatego ważne jest, aby codziennie dbać o skórę, aby utrzymać ją w dobrej kondycji i zapobiegać jej starzeniu się.[11]

- Demakijaż (usunięcie makijażu olejkiem/ płynem micelarnym).

To chyba najbardziej istotny krok w pielęgnacji skóry przed pójściem spać. Jednym z najczęściej popełnianych błędów przy wieczornej pielęgnacji jest niezmywanie makijażu, przed położeniem się do łóżka, co bardzo negatywnie wpływa na skórę twarzy.[11]

Do demakijażu twarzy używamy olejków. Doskonale radzą sobie nawet z trwałym, mocnym makijażem. Działa tu zasada, tłuszcz rozpuszcza tłuszcz. Olejki, które emulgują, dzięki czemu z łatwością zmyjecie je z twarzy. Stosowanie olejków oczyszcza, pielęgnuje i odżywia skórę. [12,14]

Nie każdy natomiast stosuje olejki, ze względu na ich formułę. Zamiennikiem olejków są dobrze znane płyny micelarne. Płyn micelarny to wodny roztwór zawierający mikroskopijnej wielkości cząsteczki, tak zwane micele. To one robią całą robotę podczas demakijażu i oczyszczaniu skóry. Płyn dobrze usuwa zanieczyszczenia, rozpuszcza brud, kurz. Warto pamiętać, że większość płynów micelarnych należy zmyć wodą. [11,12,14]

- Oczyszczanie (drugi, bardzo ważny krok w pielęgnacji – domywamy skórę łagodnym żelem/ pianką do mycia twarzy).
  Na poprzednim etapie nie możemy zakończyć oczyszczanie skóry. Zmyliśmy tylko makijaż, ale skóra nie została prawidłowo oczyszczona. Do tego potrzebujemy właśnie kolejnego kroku. Dzięki dwóm pierwszym krokom Twoja skóra będzie prawidłowo oczyszczona i gotowa na kolejny etap wieczornej pielęgnacji twarzy. [12,14]
- Tonik/esencja

Ten krok wygląda właściwie tak samo jak w pielęgnacji porannej (jak wyżej).

- Peeling/maseczka (zawsze wykonujemy po dokładnym demakijażu i oczyszczeniu skóry) – w zależności od typu skóry 1-2x w tygodniu.

To krok, który wykonujemy zawsze na oczyszczonej skórze twarzy. Możemy spryskać ją po oczyszczeniu tonikiem lub bezpośrednio przejść do złuszczenia martwego naskórka lub/ i nałożenia maseczki. Skóra sucha, wrażliwa, naczynkowa – peeling enzymatyczny nie częściej niż raz w tygodniu. Unikamy mechanicznego pocierania skóry. Polecanymi peelingami enzymatycznymi są: Tołpa 3 enzymy, firma The Ordinary. Skóra mieszana, tłusta – ok. 2 razy w tygodniu. Do wyboru peelingi mechaniczne lub enzymatyczne. Peeling mechaniczny warty uwagi pochodzi z Isany (peeling z jajka). Możemy również wykonać taki peeling ręcznie z cukru lub kawy. Po zastosowaniu peelingu możemy nałożyć na skórę maseczkę, przeznaczoną do naszego typu cery. Maseczki i peelingi dostosowane do odpowiedniego typu cery. [12,14]

- Serum

Skóra w nocy regeneruje się i kiedy człowiek odpoczywa, ona naprawia powstałe w ciągu dnia uszkodzenia, dlatego warto wspomóc ją i zastosować na noc kosmetyki o bardziej bogatych, odżywczych składach. Zawierają one sporą dawkę składników aktywnych, znajdziecie w nich często peptydy, witaminy, kolagen czy retinol. [11,12]

- Krem odżywczy na noc

Warto wdrożyć do swojej pielęgnacji dwa kremy. Jeden (lżejszy, nawilżający) na dzień. Oraz bardziej odżywczy regenerujący na noc. [11,12]

1.3 Wybrane rodzaje pielęgnacji dopasowane do danej cery

Rodzaje cery i ich najbardziej typowe cechy

Skóra twarzy, zazwyczaj nazywana cerą, to obszar ciała szczególnie narażony na działanie czynników zewnętrznych, a na dodatek bardzo wrażliwy. W tym miejscu naskórek ma bowiem małą grubość, a leżąca pod nim skóra właściwa silnie reaguje na różne czynniki związane ze stanem organizmu, m.in. stres, poziom nawodnienia, gospodarkę hormonalną czy alergie pokarmowe. Są to źródła rozmaitych problemów z cerą, które z tego powodu wymagają nie tylko leczenia miejscowego, ale też ogólnoustrojowego – przede wszystkim zmiany nawyków żywieniowych. [14]

Wyróżnia się kilka podstawowych rodzajów cery:

Cera normalna – posiada zdrowy wygląd, jest napięta i gładka, miękka i delikatna w dotyku. Nie powstają na niej przebarwienia, zmiany skórne (grudki, krostki), a pory są prawie niewidoczne. Nie przetłuszcza się ani nie jest nadmiernie wysuszona. Wśród dorosłej populacji spotyka się ją raczej rzadko, natomiast często występuje u dzieci, co jednak zmienia się w okresie dojrzewania. [14,16]

Cera sucha – skóra jest zazwyczaj cienka, mało elastyczna i szorstka w dotyku. Ma też bladoróżowy lub szarawy odcień. Ze względu na cienki płaszcz hydrolipidowy naskórka jest bardzo wrażliwa, skłonna do podrażnień i przesuszenia, w wyniku których się łuszczy. Często pojawiają się na niej zaskórniki i rozszerzone pory. Częstym problemem jest nadmierne przesuszenie skóry – twarz staje się wówczas ściągnięta, piecze i swędzi. [14]

Cera tłusta – skóra jest gruba, o ziemistym, szarawo-żółtym odcieniu. Pokryte jest dość grubym naskórkiem, na którym widoczne są rozszerzone pory i zaskórniki. Ma tendencję do przetłuszczania się i powstawania zmian trądzikowych. Nadmierna produkcja sebum (łoju skórnego) sprawia, że wkrótce po oczyszczeniu pokrywa się ponownie tłustą, lepką warstwą. [14]

Cera mieszana z przewagą suchej – stanowi połączenie skóry tłustej i suchej. Czoło, nos i broda (tzw. strefa „T") to skóra tłusta ze skłonnością do nadmiernej produkcji sebum, natomiast policzki i skronie pokryte są skórą suchą, wrażliwą i skłonną do przesuszania się. [14,16]

Cera mieszana z przewagą tłustej – stanowi połączenie skóry tłustej i normalnej. Czoło, nos i broda (strefa „T") nadmiernie się przetłuszczają, natomiast problem ten raczej nie występuje na policzkach i skroniach, choć może pojawić się w sytuacjach stresowych. [15]

Typy skóry

W różnych miejscach ciała u danej osoby mogą występować różne typy skóry, które wymagają odmiennych zabiegów pielęgnacyjnych. Wyróżnia się następujące typy skóry:

Skóra wrażliwa – reaguje bardzo silnie na zmienne warunki i czynniki środowiskowe, takie jak wiatr, niska i wysoka temperatura oraz jaj zmiany, niska lub wysoka wilgotność powietrza czy obecnie w nim zanieczyszczenia. Taka skóra jest skłonna do podrażnień i reakcji nadwrażliwości. W niekorzystnych warunkach może piec, powodować uczucie ściągnięcia, a także pokrywać się uszkodzeniami i zmianami. [15]

Skóra problematyczna z niedoskonałościami – pojawiają się na niej grudki, krostki i zaskórniki, widoczne są też rozszerzone pory. Zmiany skórne w postaci wykwitów ropnych pojawiają się zwłaszcza w sytuacjach przewlekłego stresu, obniżenia odporności organizmu, przed miesiączką czy w wyniku stosowania niezdrowej diety. Naskórek jest gruby, produkcja sebum zwiększona, mogą też powstawać przebarwienia. [15]

Skóra odwodniona – problem ten może dotyczyć nie tylko skóry suchej, ale także mieszanej i tłustej. Odwodniona skóra staje się napięta, ściągnięta i nadwrażliwa. Może się łuszczyć i piec, pojawiają się na niej podrażnienia i zmarszczki. Koloryt skóry odwodnionej jest zazwyczaj blady i pozbawiony blasku. [14,16]

Skóra naczyniowa – pojawiają się na niej zaczerwienienia, czasami widoczne są popękane naczynka krwionośne. Jest wrażliwa i nadreaktywna w stosunku do czynników środowiskowych. Szczególnie silnie reaguje też na emocje i spożycie gorących i ostrych potraw. Może pojawiać się pieczenie, uczucie ściągnięcia i gorąca. [14]

Skóra starzejąca się – brak jej jędrności i elastyczności, pojawiają się głębokie zmarszczki i przebarwienia. Ma obniżoną zdolność do regeneracji, co wynika z upośledzenia procesów tworzenia się nowych włókien kolagenowych. [14]

Aby rozpoznać, z jakiego rodzaju i typu skórą twarzy ma się do czynienia, warto przeanalizować jej typowe cechy i dopasować je do powyższych opisów. Zwykle jest to łatwe, niemniej jednak w niektórych przypadkach postawienie właściwej diagnozy wymaga wnikliwej obserwacji. Warto zwrócić uwagę na to, jak cera reaguje na czynniki zewnętrzne i wewnętrzne (emocje, pikantne i gorące jedzenie) oraz stosowanie różnych kosmetyków, oraz jakie powoduje problemy. [14,16]

Zalety i wady poszczególnych rodzajów cery i zasady i pielęgnacji:

Skóra normalna nie przysparza w zasadzie problemów i dobrze reaguje na większość kosmetyków. Wystarczy chronić ją przed niekorzystnymi warunkami atmosferycznymi za pomocą kremów z filtrem UV oraz odpowiednio nawilżać. Do jej oczyszczania można stosować mydła dla dzieci i inne kosmetyki.[14]

Skóra sucha ma tendencje do przesuszania się, łuszczenia, a nawet pękania. Z tego powodu szybciej się starzeje, w wyniku czego pojawiają się na niej drobne linie i zmarszczki mimiczne. Najważniejsze to dbać o jej odpowiednie nawilżenie. Dobrze sprawdzą się w tym celu kosmetyki z kwasem hialuronowym, ceramidami i witaminami, a także typu serum, nakładane pod olejek do twarzy albo bogatszy w konsystencji krem. Skóra sucha raczej nie lubi peelingów ziarnistych, ale toleruje te enzymatyczne i typu gommage. Twarz należy myć delikatnym płynem micelarnym lub mleczkiem i tonikiem, ale nie detergentami. Trzeba też chronić ją przed promieniowaniem słonecznym, które nasila jej przesuszenie, proces powstawania przebarwień i starzenia. [14,16]

Każdy rodzaj cery potrzebuje nawilżania – i żaden kosmetyk nie sprawdzi się tu lepiej niż nowoczesne serum do twarzy w postaci żelu. Serum nawilżające do twarzy to kosmetyk, który ma większe stężenie składników nawilżających niż krem do twarzy. Stosowany wraz z nim skutecznie zapobiega wysychaniu zewnętrznych warstw skóry. Dzięki temu poprawia wygląd zwłaszcza suchej cery po nałożeniu makijażu. Oto najskuteczniejsze związki, jakie powinno mieć w swoim składzie dobre serum nawilżające – a najlepiej, jeśli zawiera kilka z nich naraz! [15]

Skóra tłusta starzeje się wolniej od tej suchej i jest bardziej odporna na działanie niekorzystnych warunków atmosferycznych, przysparza natomiast problemów z wykwitami skórnymi, zaskórnikami i nadmierną produkcją sebum. Skóra tłusta powinna być odpowiednio oczyszczana, ważne jest też jej złuszczanie i nawilżanie. Raz na tydzień warto wykonać peeling, natomiast na co dzień najlepiej stosować kremy przeznaczone do tego rodzaju skóry, na przykład z cynkiem i miedzią oraz antyoksydantami. Nie zaleca się stosowania toników na bazie alkoholu, ponieważ nie tylko podrażniają skórę, ale też nasilają produkcję niechcianego łoju. [15]

Zaskórniki otwarte i zamknięte - jak z nimi walczyć?

Skóra mieszana z przewagą tłustej jest dość odporna na warunki zewnętrzne. Na brodzie, nosie i czole mogą jednak pojawiać się zmiany trądzikowe, co wymaga traktowania tych stref dokładnie tak, jak w przypadku skóry tłustej, czyli dokładnego oczyszczania z sebum. Jednocześnie należy dbać o odpowiednie nawilżenie stref skóry normalnej (policzki i skronie). W tym celu przydadzą się dwa rodzaje kosmetyków, zwłaszcza kremów (do skóry tłustej i normalnej). [14]

Skóra mieszana z przewagą suchej przysparza najwięcej problemów. Tam, gdzie produkcja łoju jest nadmierna (broda, nos, czoło), często pojawiają się wykwity skórne, natomiast w strefach skóry suchej (policzki, skronie) – uczucie ściągnięcia, łuszczenie i swędzenie, a także wczesne zmarszczki. Ten rodzaj skóry jest najtrudniejszy w pielęgnacji, ponieważ inaczej trzeba dbać o strefy przetłuszczające się, inaczej zaś o te, w których skóra jest sucha. Do mycia twarzy najlepsze są preparaty przeznaczone do skóry wrażliwej. [15,16]

Cera wrażliwa wymaga pielęgnacji zbliżonej do tej polecanej w przypadku skóry suchej. Dodatkowo należy chronić ją przed słońcem, wiatrem i mrozem, stosując odpowiednie kremy. Skóra wrażliwa źle reaguje na detergenty i peelingi, lepiej więc używać tylko kosmetyków o delikatnym działaniu. [15,16]

Dobór kosmetyków pielęgnacyjnych podyktowany jest przede wszystkim typem skóry. Dlatego warto poznać charakterystykę naszego rodzaju cery, by dopasować najlepszy dla siebie sposób pielęgnacji. Wiedza na ten temat pozwoli też rozpoznać zachodzące w skórze zmiany i odpowiednio zmodyfikować stosowane kosmetyki. [14]

Istnieją cztery podstawowe rodzaje zdrowej skóry: normalna, tłusta, sucha i mieszana. Do okresu dojrzewania wszystkie dzieci (o ile nie cierpią z powodu dolegliwości skórnych) mają cerę normalną. Duża część nastolatków boryka się natomiast z przetłuszczającą się skórą i trądzikiem. W młodym dorosłym wieku funkcje skóry stabilizują się i wtedy rodzaj cery można określić którymś z czterech wymienionych powyżej typów. Jakim? Zależy to przede wszystkim od genów. Ale na kondycję i potrzeby skóry mają także wpływ: upływ lat, styl życia, zmiany hormonalne czy poziom stresu. [14]

Z wiekiem cera zwykle staje się bardziej sucha, choć np. w okresie okołomenopauzalnym u niektórych kobiet mogą pojawić się wypryski, wywołane zmianami hormonalnymi. Na typ cery wpływ mają przede wszystkim poziom nawilżenia i ilość wydzielanego przez gruczoły łojowe sebum. Podpowiadamy, jak rozpoznać swój rodzaj cery i jak ją pielęgnować. [14,15]

Typy cery: normalna

To skóra odpowiednio nawilżona i natłuszczona. Dzięki temu jest miękka w dotyku, wygląda promiennie i zdrowo, pory są niemal niewidoczne, a niedoskonałości w rodzaju wyprysków pojawiają się bardzo rzadko. Nie nastręcza problemów w pielęgnacji, ale podatna jest na działanie czynników środowiskowych, takich jak ciepło, zimno, promieniowanie UV, suche powietrze, higieniczny (lub nie) styl życia, zmiany hormonalne czy te wywołane przez upływ czasu. By nie pozwolić czynnikom środowiskowym naruszyć jej naturalnej równowagi, należy stosować preparaty nawilżające (np. Krem nawilżająco-dotleniający na dzień Lab Therapy Lirene) i odżywcze (np. Krem rewitalizująco-odnawiający na noc Lab Therapy Lirene), a także chronić ją przed słońcem, stosując kosmetyki z filtrami. Wraz z wiekiem do pielęgnacyjnej rutyny należy włączyć składniki przeciwstarzeniowe (m.in. peptydy, witaminę C, retinol, witaminę D, np. Nawilżający krem-żel rozświetlający dla cery normalnej na dzień i na noc C+Dpro Vitamin Energy 30+ Lirene). [14]

Typy cery: sucha

Ten rodzaj skóry wytwarza zdecydowanie mniej sebum niż skóra normalna. Brakuje jej więc lipidów, które tworzą skuteczną barierę uniemożliwiającą ucieczkę wilgoci i chroniącą skórę przed czynnikami zewnętrznymi. Przesuszona cera jest szorstka w dotyku, pozbawiona elastyczności, sprawia wrażenie napiętej. Bywa źródłem dyskomfortu, wywołanego uczuciem ściągnięcia. Może się łuszczyć, czerwienić, swędzić. Osłabiona bariera hydrolipidowa powoduje, że sucha skóra bardziej niż inne rodzaje cery narażona jest na czynniki zewnętrzne, takie jak ciepło, zimno, wiatr czy otarcia. Suchość skóry może się nasilać wraz z upływem lat, pod wpływem upałów, mrozów, wiatru, słońca, a także centralnego ogrzewania, długich gorących kąpieli, składników występujących w mydłach i środkach czyszczących. Na suchej skórze bardziej widoczne są drobne zmarszczki. Pielęgnując tego rodzaju cerę, przede wszystkim musimy wzmocnić jej naturalną barierę hydrolipidową. Kosmetyki powinny mieć więc bogatszy skład i zawierać oleje, ceramidy, woski roślinne (np. Krem odżywczo-naprawczy na dzień SPF 15 LAB Therapy Lirene), a także substancje kojące takie jak m.in. D-pantenol, allantoina czy wyciągi roślinne np. z melisy, malwy lub nagietka (np. Krem wygładzająco-odbudowujący na noc LAB Therapy Lirene). Sucha skóra ciała polubi także preparaty zawierające mocznik – składnik ten zmniejsza przeznaskórkową ucieczkę wody i zwiększa syntezę naturalnych lipidów (np. Nawilżająco-odżywczy krem do stóp - 10% urea Lirene). Warto też od czasu do czasu sięgnąć po kosmetyki z alfa-hydroksykwasami (np. Oczyszczający zabieg z kwasami Peeling enzymatyczny Lirene), które złuszczając martwe komórki naskórka, zwiększają ilość ceramidów w jego rogowej warstwie. [15,16]

Typy cery: tłusta

Powszechnie występuje w okresie dojrzewania, ale nierzadko towarzyszy też osobom dorosłym. Taka cera błyszczy się nadmierne, ma ziemisty odcień, rozszerzone pory, a także często widoczne zaskórniki. Czasami dochodzi w niej do zmian zapalnych, czyli wyprysków. Za jej kondycję odpowiadają nadmiernie pracujące gruczoły łojowe. Ten rodzaj cery jest dość odporny na czynniki zewnętrzne, takie jak słońce, wiatr czy mróz. Jednak uwaga: nieumiarkowane opalanie, podobnie jak stosowanie kosmetyków wysuszających, np. z alkoholem, może pobudzić gruczoły łojowe do pracy i w efekcie sprzyjać nadmiernemu błyszczeniu, a także pojawianiu się w większej ilości zaskórników. Tłusta skóra potrzebuje nawilżenia, ale codzienny krem powinien mieć lekką beztłuszczową konsystencję i właściwości matujące (np. Krem nawilżająco-matujący do cery tłustej i mieszanej z witaminą E na dzień i na noc Bio Nawilżenie lub Krem normalizujący do cery tłustej i mieszanej na noc Derma Matt Lirene). Pielęgnując ten typ cery, należy przede wszystkim wybierać kosmetyki niekomedogenne, czyli takie, które nie zatykają porów skóry. W preparatach nawilżających warto szukać kwasu hialuronowego (nawilża i ujędrnia), witaminy C (rozjaśnia koloryt i odmładza) oraz alfa-hydroksykwasów (poprawiają odcień, złuszczając martwe komórki naskórka). [16]

Typy cery: mieszana

To najczęściej występujący rodzaj cery. Jest dość kłopotliwy w pielęgnacji, ponieważ w tym samym czasie mamy do czynienia ze skórą suchą (lub normalną) i przetłuszczającą się. Tłuste partie to zazwyczaj czoło, nos i broda (tzw. strefa T), a suche to policzki i linia żuchwy. By odpowiednio zadbać o cerę mieszaną, należy stosować jednocześnie dwa rodzaje kosmetyków. Na policzki nakładać preparaty przeznaczone do pielęgnacji suchej skóry, a na strefę T kosmetyki lekkie, matujące, które zapobiegną zatykaniu się porów skóry, powstawaniu stanów zapalnych i nadmiernemu połyskowi. [16]

Rozszerzone naczynka lub podatność na podrażnienia (wrażliwość) to dodatkowe właściwości skóry, które mogą nakładać się na każdy podstawowy rodzaj cery. A więc można mieć np. cerę suchą naczynkową lub mieszaną podatną na podrażnienia. [16]

1.4 Wybrane zabiegi pielęgnacyjne

Pielęgnacja twarzy to regularne złuszczanie martwego naskórka. W zależności od potrzeb skóry należy sięgać po peelingi 1-2 razy w tygodniu. Mogą to być preparaty gruboziarniste lub enzymatyczne – w zależności od cery i jej tolerancji. [3,4]

Peelingi enzymatyczne są przeznaczone dla skóry wrażliwej i problematycznej. Nie działają one w sposób mechaniczny, dlatego też nie uszkadzają zmian skórnych i rozprzestrzenienia bakterii po jej powierzchni. Dzięki regularnemu używaniu peelingu enzymatycznego skóra staje się gładka i elastyczna, jej jędrność zostaje poprawiona, a kolor – wyrównany. [4]

Dokładne oczyszczanie może zapewnić także oczyszczanie wodorowe, mikrodermabrazja diamentowa. Istotne w pielęgnacji jest także dokładne nawilżenie za pomocą kremów dobranych do odpowiedniej cery, ale także zabiegów inwazyjnych działających do wewnątrz naszej skóry takich jak mezoterapia igłowa. [5,6,7]

Pielęgnacja to także odpowiednia dieta. Spożywanie zbyt małej ilości wody czy niezdrowa dieta, mają negatywny wpływ na kondycję naszej skóry. Nawet najlepsze kremy nawilżające nie dadzą sobie rady, jeżeli nasz organizm jest odwodniony. Cera nie będzie promiennie wyglądać, jeśli nie dostarczymy jej wraz z posiłkami, składników odżywczych i witamin.[4]

Znane zabiegi pielęgnacyjne twarzy

Wiele zabiegów pielęgnacyjnych twarzy jest dostępnych w gabinetach kosmetycznych, a także można je wykonać w domu za pomocą odpowiednich produktów. Oto kilka popularnych zabiegów pielęgnacyjnych twarzy:

Mikrodermabrazja: Zabieg ten polega na mechanicznym usuwaniu warstwy naskórka za pomocą specjalnego urządzenia. Celem jest poprawa kolorytu skóry, redukcja przebarwień i zmarszczek oraz poprawa jej tekstury.[5]

Peeling chemiczny: Peeling chemiczny to proces usuwania martwego naskórka za pomocą kwasów, takich jak kwas glikolowy lub kwas salicylowy. Zabieg ten pomaga w poprawie tekstury skóry, zmniejszeniu przebarwień i zmarszczek oraz ujednoliceniu kolorytu.[4,5]

Mezoterapia: Mezoterapia to zabieg polegający na wstrzykiwaniu do skóry specjalnych składników aktywnych, takich jak witaminy, minerały i aminokwasy. Celem jest poprawa jędrności skóry, redukcja zmarszczek i ujędrnienie skóry.[6]

Terapia LED: Terapia LED to zabieg polegający na naświetlaniu skóry specjalnymi światłami LED, które pomagają w redukcji zmarszczek, poprawie kolorytu skóry i zmniejszeniu stanów zapalnych.[6,7]

Zabieg botoksu: Zabieg botoksu polega na wstrzyknięciu do skóry botulinum toxin, który powoduje rozluźnienie mięśni twarzy i redukcję zmarszczek.[6]

Pamiętaj, że niektóre zabiegi pielęgnacyjne twarzy wymagają wizyty w gabinecie i wykonywania ich przez wykwalifikowanego profesjonalistę. Przed wykonaniem zabiegu, zaleca się skonsultowanie się z dermatologiem lub kosmetyczką, aby upewnić się, że zabieg jest odpowiedni dla twojego typu skóry i potrzeb.[7]

2. Mikrodermabrazja diamentowa

Mikrodermabrazja diamentowa to jedna z form zabiegu mikrodermabrazji, która polega na usuwaniu martwego naskórka za pomocą specjalnego urządzenia z wypukłymi diamentowymi końcówkami. Jest to popularny zabieg kosmetyczny stosowany w celu poprawy wyglądu skóry, redukcji przebarwień i zmarszczek oraz ujednolicenia kolorytu skóry. W mikrodermabrazji diamentowej, diamentowa głowica jest przesuwana po skórze, wyciskając martwy naskórek i stymulując produkcję kolagenu.Zabieg przeznaczony dla każdego rodzaju cery, a w szczególności skóry zanieczyszczonej, z zaskórnikami, trądzikiem pospolitym, łojotokiem, przebarwieniami, bliznami potrądzikowymi, zmarszczkami.[5]

Mikrodermabrazja polega na mechanicznym złuszczaniu naskórka warstwa po warstwie za pomocą urządzenia zakończonego głowicą pokrytą ostrymi mikrokryształkami naturalnego diamentu, które pod wpływem podciśnienia uderzają w skórę i ścierają ją. Jest zabiegiem bezbolesnym, nieinwazyjnym oraz niepowodującym uczuleń. Głębokość złuszczenia naskórka dobierana jest indywidualnie do potrzeb. Dzięki złuszczeniu powierzchniowej, zrogowaciałej warstwy skóry przyczynia się do wizualnej poprawy jej jakości, oprócz tego w najgłębiej położonej, żywej warstwie skóry na skutek tego złuszczania dochodzi do zintensyfikowanego tworzenia się nowych, pełnowartościowych komórek, które wędrując "do góry" zastępują komórki uszkodzone, co ma niebagatelne znaczenie dla ogólnego stanu i wyglądu skóry. Za sprawą tej nowoczesnej metody złuszczania naskórka zwiększa się elastyczność skóry, następuje korekcja zmarszczek i blizn oraz regeneracja skóry.[6]

2.1 Efekty po zabiegu

Po zabiegu: Wygładzona, zregenerowana, odmłodzona, wzmocniona, oczyszczona i odżywiona skóra. Zmniejszeniu ulegają drobne zmarszczki i zaskórniki. Następuje eliminacja nadmiernego rogowacenia oraz suchości. Skóra przygotowana jest do lepszego przyjęcia składników aktywnych, które można przyjąć po zabiegu. Zabieg wpływa na pobudzenie fibroblastów do produkcji kolagenu i elastyny, jak również wzmocnienie funkcji obronnych skóry. Stymulacja mikrokrążenia powoduje lepsze odżywienie komórek skóry i usuwanie z nich toksyn. Efektem zabiegu jest wyeliminowanie przebarwień, spłycenie zmarszczek oraz poprawa kondycji cery. [5,6]

2.2 Częstotliwość, kuracja

Częstotliwość: kuracja: 2-10 zabiegów – średnio 5 (co 1-4 tygodnie), co 7-10 dni w zabiegach odmładzających, co 4 tygodnie w leczeniu trądzikupielęgnacja: 1 zabieg (co 3-6 miesięcy) Przygotowanie: na 5 dni przed zabiegiem należy unikać chemicznych kremów do depilacji, elektrolizy, zabiegów laserowych, woskowania, szorstkich gąbek, szczoteczek do czyszczenia twarzy oraz preparatów peelingujących. Nie zaleca się również bezpośrednio przed zabiegiem wizyt w solarium. [5]

2.3 Postępowanie po zabiegu

Postępowanie po zabiegu:

- unikanie opalania się i korzystania z sauny przez pierwsze kilka dni po zabiegu,

- unikanie kąpieli w chlorowanej wodzie (baseny) przez 3 dni po zabiegu,

- picie 8-12 szkl. wody mineralnej dziennie przez 3 dni po zabiegu,

- stosowanie kremów z filtrem przeciwsłonecznym,

- nawilżanie skóry,

- zrezygnowanie z mocnych peelingów.[5]

2.4 Przeciwwskazania:

- skóra zmieniona patologicznie,

- przerwanie ciągłości tkanek w miejscu zabiegu,

- mikrourazy,

- zabiegi chirurgiczne w obrębie twarzy (do 2 miesięcy),

- choroby skóry,

- stany gorączkowe,

- choroby zakaźne,

- ekstrakcja zęba (do 3 dni),

- stany zapalne skóry,

- zakażenia wirusowe (brodawki, opryszczka, mięczak zakaźny), bakteryjne (liszajec zakaźny, figówka gronkowcowa) i grzybicze skóry,

- trądzik krostkowy i ropowiczy,

- znamiona i nowotwory skóry,

- naczyniaki jamiste,

- trądzik różowaty,

- skłonność do keloidów (bliznowców),

- terapia przeciwtrądzikowa retinoidami (min. 6 miesięcy po zakończeniu). [5,6]

3. Mezoterapia Igłowa

Mezoterapia igłowa jest jednym z popularniejszych zabiegów kosmetycznych i medycyny estetycznej. Celem zabiegu jest poprawa wyglądu skóry i leczenie jej różnych problemów, takich jak cellulit, utrata jędrności, zmarszczki, przebarwienia i inne. Zabieg polega na wstrzyknięciu w skórę specjalnego roztworu, który zawiera składniki aktywne takie jak kwas hialuronowy, witaminy, minerały i peptydy. Igły stosowane do mezoterapii igłowej są bardzo cienkie i służą do precyzyjnego wprowadzenia substancji aktywnych w głąb skóry. Zabieg jest bezpieczny i zazwyczaj przeprowadzany przez wykwalifikowanego lekarza lub kosmetologa. Po zabiegu skóra jest bardziej nawilżona, jędrna i pełna blasku. Należy jednak pamiętać, że jak w przypadku każdej procedury medycznej, mezoterapia igłowa może wiązać się z pewnymi ryzykami, takimi jak zakażenie, infekcje, reakcje alergiczne i inne. Dlatego ważne jest, aby wybrać wykwalifikowanego specjalistę i upewnić się, że zabieg jest przeprowadzany w odpowiednich warunkach sanitarnych. Mezoterapia igłowa polega na podaniu małych dawek leków czy innych substancji aktywnych śródskórnie lub podskórnie w miejsca, które chcemy poddać zabiegowi. Wstrzyknięcie substancji do obszaru tkanki poddanej zabiegowi tworzy depozyt, z którego dana substancja uwalnia się stopniowo. Takie podanie leku czy substancji aktywnej jest również korzystne z tego względu, iż omijany jest przewód pokarmowy co pozwala uniknąć skutków ubocznych czy efektów ogólnoustrojowych. [7]

3.1 Stosowanie

Zabiegi mezoterapii igłowej stosuje się w leczeniu wielu chorób skóry takich jak: przebarwienia, łojotok, osłabienie włosów, wypadanie włosów i łysienie czy cellulit a także w profilaktyce przeciwstarzeniowej skóry oraz w usuwaniu objawów starzenia się skóry związanych z wiekiem, ekspozycją na słońce, paleniem tytoniu. Przede wszystkim chodzi tutaj o drobne linie, zmarszczki, utratę jędrności, elastyczności, blasku skóry, cieniach i zmarszczkach wokół oczu. [7,8]

Śródskórne podanie substancji czynnych zwiększa metabolizm komórek i stymuluje komórki skóry właściwej – fibroblasty do produkcji kolagenu i elastyny, poprawia się jakość macierzy zewnątrzkomórkowej oraz mikrokrążenie w skórze. [7]

Obecnie na rynku jest wiele substancji wykorzystywanych w zabiegach mezoterapii igłowej zatwierdzonych przez FDA (Food and Drug Administration), natomiast decyzję o jej wyborze podejmuje osoba wykonująca zabieg, dostosowując preparat do potrzeb skóry.[7]

Najczęściej podawanymi substancjami są: kwas hialuronowy usieciowany i nieusieciowany, witaminy, enzymy, hormony, kwas l-polimlekowy, osocze bogatopłytkowe czy substancje o działaniu lipolitycznym. [7,8]

W ostatnim czasie największą popularnością w biorewitalizacji skóry cieszy się mezoterapia z zastosowaniem kwasu hialuronowego. Co więcej, w ostatnich latach pojawiło się wiele badań naukowych zawierających analizę histopatologiczną i badania w mikroskopie elektronowym, potwierdzające skuteczność mezoterapii igłowej kwasem hialuronowym w biorewitalizacji skóry. Termin biorewitalizacja określa takie techniki, które stymulują naturalne procesy regeneracyjne w skórze, poprawiające jej jakość i wygląd i stymulujące jej szybszą bioodbudowę po licznych uszkodzeniach wywołanych procesami starzenia, słońcem czy zabiegami ablacyjnymi. Badania naukowe potwierdzają również, że poprawa kliniczna po zabiegach mezoterapii kwasem hialuronowym widoczna jest nawet 6 miesięcy po zabiegach mezoterapii a w miejscu zabiegowym obecne są nowe włókna kolagenowe. Tak więc mezoterapia kwasem hialuronowym jest skutecznym sposobem do walki z objawami starzenia się skóry. [7,8]

3.2 Wskazania

Wskazania do zabiegu mezoterapii igłowej

Wskazaniami do mezoterapii igłowej są: objawy starzenia się skóry wynikające z chronostarzenia i fotostarzenia takie jak:

- utrata blasku i elastyczności,

- spadek nawilżenia skóry,

- linie i zmarszczki,

- wiotkość skóry,

- cienie i zmarszczki pod oczami,

- przebarwienia,

- łojotok,

- słabe i wypadające włosy,

- cellulit. [8]

3.3 Przeciwwskazania

Przeciwwskazania do mezoterapii igłowej

Mezoterapia jest zabiegiem bardzo bezpiecznym, jednak w związku z tym, że mamy doczynienia z wkłuciami jest w pewnym stopniu zabiegiem inwazyjnym. Dlatego też, jak w przypadku wszystkich zabiegów są pewne przeciwwskazania, które wykluczają wykonanie takiego zabiegu Należą do nich:

- ciąża i laktacja,

- czynne infekcje wirusowe lub bakteryjne,

- choroby autoimmunologiczne,

- nadwrażliwość na stosowane substancje,

- zażywanie antykoagulantów,

zażywanie doustnych kortykosteroidów,

- poważna egzema, łuszczyca,

- niestabilna cukrzyca,

- choroby nowotworowe do 5 lat od wyleczenia. [7,8]

4. Oczyszczanie Wodorowe

Oczyszczanie wodorowe jest to zabieg pielęgnacyjny twarzy, który polega na wykorzystaniu pary wodnej do oczyszczenia i nawilżenia skóry. Oczyszczanie wodorowe może być stosowane na różne rodzaje skóry, w tym skórę tłustą, mieszaną i suchą. Zabieg ten pomaga w ujednoliceniu tekstury skóry i poprawie jej koloru, a także w zwiększeniu nawilżenia. Zabieg ten jest szczególnie przydatny dla osób zmagających się z problemami skóry, takimi jak trądzik, przebarwienia i zmarszczki. Podczas zabiegu woda jest podgrzewana do wysokiej temperatury, a para wodna jest kierowana na twarz, co powoduje otwarcie porów i umożliwia usunięcie zanieczyszczeń. Zabieg jest zazwyczaj wykonywany przez profesjonalistę i trwa około 20-30 minut. Jednak, tak jak każdy zabieg, oczyszczanie wodorowe ma swoje przeciwskazania, takie jak skłonność do reakcji alergicznych, otwarte rany na twarzy, skóra z ranami po oparzeniach i aktywne infekcje skóry. Zabieg może również powodować powikłania, takie jak podrażnienie skóry, zaczerwienienie i zmiany na skórze, dlatego ważne jest, aby skonsultować się z lekarzem lub dermatologiem przed wykonaniem zabiegu. Podsumowując, oczyszczanie wodorowe jest skutecznym zabiegiem pielęgnacyjnym twarzy, który może pomóc w usunięciu zanieczyszczeń, poprawie tekstury skóry i zwiększeniu nawilżenia, ale ważne jest, aby pamiętać o przeciwskazaniach.[7,8]

Zabieg oczyszczania wodorowego twarzy

O wolnych rodnikach RFT mówi i pisze się wiele w kontekście urody i zachowania młodego wyglądu, głównie podkreślając ich szkodliwy wpływ na kondycję skóry. Warto wiedzieć, że są one potrzebne w przebiegu wielu procesów komórkowych, niemniej jednak z upływem czasu powstaje ich coraz więcej. Nadmiar RFT wpływa niszcząco na białka, lipidy oraz kwasy nukleinowe w komórkach, a widocznym rezultatem jest starzejąca się skóra, która traci jędrność, zdrowy kolor, napięcie i świeżość. Dlatego warto zdecydować się na zabieg wodorowego oczyszczania twarzy, szyi lub/i dekoltu, ponieważ pozwala na głębokie wprowadzenie mikroskopijnych cząstek aktywnego wodoru wiążących wolne rodniki RFT. To z kolei prowadzi do wytworzenia dobroczynnie działającej wody i tlenu. Dzięki technologii elektroporacji mamy tu do czynienia z bezinwazyjnym odpowiednikiem mezoterapii. Zastosowanie impulsów elektrycznych wytwarza w skórze mikrokanaliki, które otwierają drogę dla indywidualnie dobranych substancji aktywnych.[7,8]

Jak przebiega zabieg oczyszczania wodorowego twarzy?

Oczyszczanie wodorowe dzieli się na pewne etapy, dzięki którym uzyskuje się efekt skóry idealnie oczyszczonej, odświeżonej, zdrowej i zregenerowanej:

Etap I - neutralizacja wolnych rodników za pomocą wody wodorowej. Wolne rodniki wiążą się z dostarczonymi jonami wodoru tworząc tak potrzebne skórze wodę i czysty tlen.

Etap II - eksfoliacja, czyli złuszczenie obumarłych warstw naskórka. Na tym etapie usuwa się obumarłe komórki, ponieważ utrudniałyby działanie substancji aktywnej.

Etap III – dotlenienie, które ma ułatwiać wprowadzenie antyoksydantów. Tlen wspomaga cyrkulację i absorpcję substancji aktywnych, stymuluje także wytwarzanie elastyny i kolagenu.

Etap IV - rozprowadzenie antyoksydantów na obszarze zabiegowym. Ich zadaniem jest zabezpieczenie skóry przed ponownym wytworzeniem nadmiaru wolnych rodników, a także przed szkodliwymi czynnikami zewnętrznymi.

Etap V - wprowadzenie antyoksydantu do przestrzeni międzykomórkowej, w głębsze warstwy skóry, za pomocą głowicy emitującej ultradźwięki. Doprowadza ona do drgania komórek, wywołuje efekt termiczny, relaksację struktur komórkowych, odprężenie mięśni i pobudza krążenie krwi oraz limfy. Rezultatem jest lepszy metabolizm i regeneracja komórek.

Etap VI - zabieg anty-aging, czyli lifting wykorzystujący bipolarną falę radiową. Uzyskany w ten sposób efekt termiczny stymuluje tkanki i włókna kolagenowe, a w rezultacie poprawia elastyczność i wygładza skórę.[8]

Skuteczność oczyszczania wodorowego

Dokładne oczyszczenie zawsze jest podstawą zabiegów pielęgnacyjnych, nieodzownym wstępem do dalszych dobroczynnych działań dla urody. Wodorowe oczyszczanie twarzy, skóry szyi lub dekoltu pozwala uzyskać kompleksowy efekt – od dogłębnego oczyszczenia do liftingu. Nic dziwnego, że rezultaty są widoczne już po pierwszym zabiegu. Zapewni on skórze nie tylko oczyszczenie, ale także optymalne nawilżenie, regenerację, odświeżenie i poprawi elastyczność. W przypadku skóry z problemami zadziała dobroczynnie, kojąco, regulująco.[7]

4.1 Wskazania

Wskazania do tego zabiegu to:

-Zanieczyszczona skóra

-Skóra z nadmiarem sebum

-Skóra z wypryskami

-Skóra zanieczyszczona zanieczyszczeniami środowiskowymi [7,8]

4.2 Efekty po zabiegu

Efekty zabiegu to:

-Poprawa tekstury skóry

-Zwiększenie nawilżenia skóry

-Redukcja zanieczyszczeń

-Ujednolicenie koloru skóry

-Złagodzenie stanów zapalnych skóry.[8]

4.3 Przeciwwskazania

Przeciwskazania do zabiegu to:

-Skłonność do reakcji alergicznych

-Otwarte rany na twarzy

-Skóra z ranami po oparzeniach

-Aktywne infekcje skóry.[8]

Przeciwwskazania do zabiegu oczyszczania wodorowego

Kolejnym atutem wodorowego oczyszczania skóry jest bezinwazyjność, brak efektów ubocznych oraz bardzo niewielkie spektrum ewentualnych przeciwwskazań. Na przeszkodzie nie stoi nadwrażliwość cery czy jej stany zapalne (np. trądzik). Możliwe jest także wodorowe oczyszczanie twarzy w ciąży oraz podczas karmienia piersią (cztery pierwsze etapy zabiegu). Jeśli chodzi o konkretne przeciwwskazania są to przede wszystkim:

-aktywne choroby skóry,

-patologiczne stany chorób przewlekłych (np. cukrzycy, nowotworów, epilepsji),

-rozrusznik serca,

-metalowe implanty,

-nadwrażliwość na prąd elektryczny.[8]

4.4 Powikłania

Powikłania po oczyszczaniu wodorowym są rzadkie, ale mogą wystąpić:

-Podrażnienie skóry

-Zaczerwienienie

-Zmiany na skórze.[7,8]

Wodorowe oczyszczanie twarzy można przeprowadzać na każdym typie cery, niezależnie od pory roku. Jest to nie tylko dogłębna i skuteczna eksfoliacja, może także stanowić kompleksowy rytuał, wstęp do efektywnych zabiegów anty-aging.[7,8]

5. Peeling kawitacyjny

W kosmetyce jest znany i ceniony od wielu lat. Początkowo wykonywano go tylko w gabinetach kosmetycznych. Wiele się jednak zmieniło. Obecnie, profesjonalne urządzenia do domowej kawitacji są ogólnodostępne i cieszą się niemałą popularnością. Sam zabieg jest prosty do samodzielnego wykonania i polecany jest osobom z każdym rodzajem skóry.[17]

Kawitacja to zjawisko polegające na naprzemiennym powstawaniu i zanikaniu w cieczy pęcherzyków gazowych. Towarzyszą mu dodatkowo zmiany ciśnienia tej cieczy. Proces jest ściśle powiązany z falami ultradźwiękowymi o określonej częstotliwości, które indukują tzw. falę kawitacyjną. Wykorzystując cząsteczki wody rozpylonej na powierzchni skóry poddawanej zabiegowi, fale generują powierzchniowe złuszczenie komórek rogowych naskórka, natomiast głębsze warstwy skóry pozostają nienaruszone. [17]

Wibracje, będące efektem ultradźwięków, wspomagają szybszy metabolizm komórek, rozdrabniają istniejące zwapnienia, a jednocześnie doskonale wzmacniają tkankę skóry. Kawitacja zwiększa również przepuszczalność błon komórkowych, dzięki czemu codzienne oczyszczanie skóry jest skuteczniejsze, a składniki odżywcze łatwiej w nią wnikają.[17,18]

5.1 Wskazania

Bez względu na rodzaj, skóra wymaga regularnego złuszczania. Peeling kawitacyjny to zabieg o dość uniwersalnym charakterze. Nie ma praktycznie żadnych ograniczeń dotyczących wieku czy stanu cery. W każdym przypadku zabieg gwarantuje natomiast odświeżenie skóry, dzięki czemu wygląda ona młodo i promiennie.[18]

Kawitacja twarzy to doskonały zabieg dla osób z problematyczną cerą. Jako jeden z nielicznych zabiegów tego typu, wspomaga walkę z trądzikiem pospolitym i różowatym. W widoczny sposób zmniejsza również wągry i zaskórniki. W przypadku cery mieszanej i tłustej, peeling kawitacyjny skutecznie ogranicza wydzielanie sebum, czym niweluje efekt błyszczącej skóry. Cera sucha i swędząca, w wyniku regularnego złuszczania za pomocą kawitacji, staje się znacznie bardziej nawilżona, a zmarszczki wyglądają na płytsze. [18]

5.2 Efekty

W wyniku peelingu kawitacyjnego z powierzchni skóry zostają usunięte obumarłe komórki, które bywają przyczyną rozmnażania się bakterii. To jednak nie wszystko. Zabieg dotlenia cerę poprzez pobudzenie krążenia krwi, a także stymuluje naturalną zdolność do odnowy naskórka. Zostaje pobudzona produkcja kolagenu, który odpowiada za elastyczność skóry, co z kolei opóźnia powstawanie zmarszczek. Dzięki temu zabiegowi znacząco poprawia się gospodarka wodna skóry.[17,18]

Wykonując peeling kawitacyjny regularnie w domu, można się zatem spodziewać, że:

-skóra będzie dobrze oczyszczona, wygładzona, nawilżona i ujędrniona,

-pory zostaną odblokowane,

-zaskórniki ulegną zmniejszeniu,

-plamy pigmentacyjne i przebarwienia po trądziku zostaną rozjaśnione,

-skóra lepiej będzie absorbować składniki aktywne znajdujące się w kosmetykach.

Dzień po przeprowadzonym zabiegu skóra bywa nieco zaczerwieniona. Do trzech tygodni po peelingu, należy stosować w ciągu dnia kremy z wysokimi filtrami UV, aby chronić ją przed szkodliwym wpływem słońca. W ciągu kilku pierwszych dni po peelingu zaleca się także unikać solarium, sauny i basenu. [17,18]

5.3 Typ cery, a peeling kawitacyjny

Dla jakiego typu cery jest przeznaczony peeling kawitacyjny?

Peeling kawitacyjny można wykonać w bardzo szerokim spektrum przypadków. Stosuje się go szczególnie wtedy, kiedy cera jest:

-szara i ziemista,

-przetłuszczająca się z widocznymi porami i zaskórnikami,

-trądzikowa,

-zmęczona i odwodniona, wymagająca regeneracji,

-mało sprężysta,

-z licznymi przebarwieniami będącymi efektem m.in. nadmiernej ekspozycji na słońce.[17]

5.4 Zalety

-szybko i dokładnie czyści skórę

-dezynfekuje obszar poddany zabiegowi, zapobiegając pojawianiu się stanów zapalnych

-nie wymaga rozgrzewania, dlatego można go bezpiecznie wykonywać przy cerach naczyniowych i wrażliwych

-przygotowuje do dalszych zabiegów kosmetycznych poprzez wzmożenie absorpcji składników aktywnych

-już po pierwszym spotkaniu skóra jest wygładzona i rozjaśniona.[17]

5.5 Jak wykonywać peeling?

Peeling kawitacyjny jest zabiegiem bardzo prostym w wykonaniu, dlatego nie wymaga posiadania żadnych specjalnych umiejętności. Można go bez problemu przeprowadzić samodzielnie w domu.[17,18]

Peeling kawitacyjny - jak go wykonać? Aby przeprowadzić zabieg samodzielnie, niezbędne jest urządzenie do kawitacji, waciki kosmetyczne oraz płyn do nawilżania skóry, np. w postaci wody różanej, bezalkoholowego toniku do twarzy lub zwykłej wody termalnej. [18]

Po bardzo dokładnym oczyszczeniu, skórę trzeba delikatnie zwilżyć, a następnie przyłożyć do niej szpatułkę urządzenia o nachyleniu pod kątem 45 stopni. W trakcie zabiegu należy przesuwać nią po skórze ruchem „od siebie". Skóra musi być przez cały czas wilgotna.[17,18]

Szpatułkę trzeba przesunąć po skórze na odcinku ok. 5-10 cm, następnie zwilżyć cerę i czynność powtórzyć. Nie należy pracować zbyt szybko, ani też zatrzymywać szpatułki w jednym miejscu na dłużej. Ruchy powinny być delikatne i jednostajne.[17]

Po zakończonym zabiegu, twarz należy umyć delikatnym żelem, aby usunąć pozostałości zanieczyszczeń i wówczas zaaplikować odżywcze serum, maseczkę, ampułkę lub krem. [17]

5.6 Przeciwwskazania

Przeciwwskazania do peelingu kawitacyjnego

Choć peeling kawitacyjny jest zabiegiem całkowicie bezpiecznym i przeznaczonym do stosowania w szerokim zakresie, nie powinno się z niego korzystać w kilku przypadkach. Wiele kobiet zastanawia się, czy peeling kawitacyjny a karmienie piersią to bezpieczne połączenie. Niestety nie. Warto zatem wiedzieć, jakie warunki sprzyjają wykonaniu tego zabiegu, a kiedy lepiej z niego zrezygnować.[17,18]

Przeciwwskazania do peelingu kawitacyjnego to:

-ciąża oraz okres laktacji,

-podejrzenie choroby nowotworowej,

-choroby tarczycy,

-problemy z niewydolnością krążenia,

-osteoporoza,

-zakrzepowe zapalenie żył,

-padaczka;

-biegunka tłuszczowa,

-stany zapalne oraz aktywne zakażenia skóry,

-metalowe implanty lub rozruszniki serca.[17]

Peeling kawitacyjny w domu

Czy można wykonać peeling kawitacyjny w domu? Jak zrobić w domu zabieg peelingu kawitacyjnego? W celu przeprowadzenia go w domu, niezbędne jest urządzenie do peelingu kawitacyjnego. Należy zacząć od oczyszczania twarzy, a następnie nałożenia preparatu nawilżającego (roztwór wodny, np. serum) lub zwilżenia skóry wodą np. za pomocą nasączonych wacików. Skóra powinna być mokra przez cały czas trwania zabiegu. Szpatułka urządzenia powinna być przesuwana płynnym ruchem. Niektóre z nich poza trybem jonoforezy dodatniej, działającej złuszczająco, mają funkcję jonoforezy ujemnej - do wtłaczania substancji aktywnych w skórę, po przeprowadzonym peelingu. Po użyciu, szpatułkę należy umyć i odkazić płynem dezynfekującym.[17,18]

-zdezynfekowanie szpatułki urządzenia

-oczyszczenie skóry żelem myjącym

-zwilżenie skóry

-wykonanie kawitacji, cały czas pilnując, by skóra była mokra

-przemycie twarzy wodą

-nałożenie serum lub ampułki pielęgnacyjnej

-nałożenie kremu

-zdezynfekowanie urządzenia. [18]

6. Sonoforeza

Sonoforeza jest zabiegiem kosmetycznym, w którym wykorzystywane są ultradźwięki. Jakie niesie ze sobą zalety dla ciała? Jakie są wskazania do wykonania mikromasażu? Kto nie może poddać się sonoforezie? O tym rozmawiamy w dzisiejszym artykule – zapraszamy.[19]

Mówiąc najprościej, sonoforeza to zabieg, który polega na wtłoczeniu substancji aktywnych wgłąb skóry. Wykorzystywane w tym celu ultradźwięki wytwarzają efekt cieplny, dzięki czemu błony komórkowe stają się bardziej przepuszczalne. Następuje poprawa ukrwienia, a także łatwiejsza penetracja składników odżywczych przez mieszki włosowe i gruczoły potowe. Ultradźwięki wykorzystywane w sonoforezie pozwalają na dostarczenie preparatów nawilżających i odżywczych w głębsze warstwy skóry. [19]

6.1 Etapy sonoforezy

Zasady działania sonoforezy ultradźwiękowej:

-etap mechaniczny – mikromasaż pobudza fibroblasty do wytwarzania kolagenu, elastyny i kwasu hialuronowego,

-etap termiczny – rozpulchnienie skóry,

-etap chemiczny – zmiany strukturalne białek.

Podczas zabiegu sonoforezy wykorzystywane są preparaty kosmetyczne, takie jak ampułki, kremy i sera. Za dobór odpowiednich produktów odpowiada kosmetolog, który kieruje się przede wszystkim stanem skóry klienta. Sonoforeza najczęściej obejmuje twarz, szyję, dekolt oraz dłonie.[19,20]

Jak wygląda zabieg sonoforezy?

Sonoforezę w kosmetyce rozpoczyna dokładny demakijaż skóry. Po tym etapie może zostać użyty dodatkowy mechanizm działania. W wielu gabinetach metodyka zabiegu sonoforezy łączy ze sobą peeling kawitacyjny bądź mikrodermabrazję. Zabiegi te usuną martwy naskórek oraz wszelkie zanieczyszczenia skórne, dzięki czemu składniki aktywne w późniejszym etapie będą łatwiej przyswajalne. Kolejnym etapem jest dobór odpowiedniego preparatu. Sonoforezę można łączyć z ampułką, kremem bądź specjalnym serum. Najczęściej jednak wybierana jest silnie skoncentrowana ampułka witaminowa. Właściwy schemat zabiegu sonoforezy polega na rozprowadzeniu preparatu na całym obszarze zabiegowym. Następnie kosmetyczka bądź kosmetolog, używając specjalnej głowicy, rozpoczyna masaż ultradźwiękowy. Kolejnym krok to dobór odpowiedniej maski pielęgnacyjnej. Po jej zmyciu na skórę aplikowany jest specjalny krem pozabiegowy. W dobrych gabinetach kosmetologicznych pacjent zostanie poinformowany o tym, jak należy postępować po zabiegu sonoforezy, czego unikać i co jest po nim wskazane. Należy pamiętać, że w ciągu 24 h po sonoforezie nie powinno się korzystać z sauny, basenów i solarium. Opis zabiegu krok po kroku w każdej klinice może przebiegać inaczej. Jest to wynik autorskich schematów pielęgnacyjnych, indywidualnych dla każdego gabinetu.[19,20,21]

6.2 Częstotliwość sonoforezy

Sonoforeza powinna być przeprowadzana nie częściej niż raz na dwa tygodnie. Najlepsze efekty przynoszą regularne zabiegi, wykonywane przynajmniej raz w miesiącu oraz stosowanie się do wszelkich zaleceń osoby wykonującej zabieg.[19]

6.3 Działanie sonoforezy

Działanie:

Celem zabiegu jest wprowadzenie substancji aktywnych (leczniczych, kosmetycznych) w głębsze warstwy naskórka. Substancje te (witaminy, peptydy) poprzez wtłaczanie manualne tj. masaż przenikają w małym stopniu. Natomiast wtłaczane za pomocą ultradźwięków przekraczają barierę, jaką jest płaszcz hydrolipidowy oraz błony komórkowe i wnikają do żywych warstw naskórka. Sonoforeza powodując mikromasaż, poprawia ukrwienie naskórka i regenerację uszkodzonych tkanek.[19,20]

Sonoforezę możemy wykonać zaraz po peelingu kawitacyjnym za pomocą odwróconej szpatułki.

Planujesz przeprowadzać w swoim gabinecie lub salonie zabiegi sonoforezy? Poznaj nasz kreator kombajnów i zaprojektuj aparaturę najwyższej jakości![19]

6.4 Zalety sonoforezy

Zalety:

Dlaczego warto zdecydować się na zabieg? Przemawia za tym szereg zalet. Sonoforeza:

-rozjaśnia przebarwienia i plamy,

-dotlenia i nawilża skórę,

-poprawia wymianę jonową,

-wzmaga produkcję kolagenu, elastyny i kwasu hialuronowego,

-przygotowuje skórę do dalszych zabiegów kosmetycznych,

-odmładza skórę poprzez głęboki mikro-masaż,

-przyspiesza przenikanie i aktywację kosmetyków w głąb skóry,

-poprawia strukturę blizn,

-wibracja ultradźwiękowa i jej efekt cieplny dla mięśni stale uaktywnia skórę, dzięki czemu eliminuje zmarszczki i ujędrnia mięśnie.[21]

6.5 Wskazania

Jakie są wskazania?

Do wskazań zabiegowych zaliczyć można:

-trądzik,

-podrażnienia skóry,

-rozszerzone naczynia włosowate,

-przebarwienia,

-starzejącą się skórę,

-małą elastyczność skóry etc.[21]

6.6 Przeciwwskazania

Jakie są przeciwwskazania?

Z zabiegu sonoforezy nie może skorzystać każda osoba. Do głównych przeciwwskazań zaliczamy:

-nowotwory i stany po ich operacyjnym usunięciu,

-ciążę,

-niewydolność krążenia,

-stany gorączkowe,

-ciężki stan ogólny,

-obecność w tkankach ciał obcych metalicznych (rozrusznik serca, ortodontyczny aparat korekcyjny- nazębny, itp.),

-nerwicę wegetatywną znacznego stopnia.[20,21]

6.7 Czas zabiegu

Jaki jest czas?

Ile z reguły trwa zabieg sonoforezy? Z wykorzystaniem najwyższej jakości sprzętu jest to dosłownie kilkanaście minut. Czas trwania z reguły wynosi 10-20 minut.[21]

Streszczenie pracy

Odpowiednia pielęgnacja skóry twarzy jest bardzo ważna dla zachowania młodego wyglądu skóry oraz promiennej zdrowej cery. Stosując prawidłową pielęgnację skóry twarzy zmniejszamy ryzyko powstawania zaskórników, pryszczy lub przebarwień. Prawidłowa pielęgnacja skóry twarzy powinna składać się z dokładnego oczyszczenia oraz nawilżenia skóry twarzy. Każda pielęgnacja powinna być dopasowana do odpowiedniej cery: suchej, tłustej lub mieszanej. Istotnymi zabiegami oczyszczającymi skórę jest mikrodermabrazja diamentowa natomiast dzięki mezoterapii igłowej utrzymujemy młodą, w pełni nawilżoną cerę. [2]

Podsumowanie

Istnieje wiele różnych zabiegów pielęgnacyjnych, które można wykonać w celu poprawy wyglądu i zdrowia skóry. Oto kilka przykładów: Mikrodermabrazja: to mechaniczne złuszczanie warstwy naskórka, które ma na celu poprawę tekstury skóry, redukcję przebarwień i rozjaśnienie skóry. Peeling chemiczny: to zabieg, w którym na skórę nakłada się specjalną substancję chemiczną, która złuszcza martwy naskórek i pobudza procesy regeneracyjne skóry. Mezoterapia: to zabieg polegający na wstrzyknięciu do skóry specjalnych substancji odżywczych, witamin i składników aktywnych, które poprawiają kondycję skóry i pomagają w walce z jej starzeniem się. Maski na twarz: to produkty, które nakłada się na twarz na określony czas, aby uzyskać pożądane efekty pielęgnacyjne, takie jak nawilżenie, odżywienie i oczyszczenie skóry. Masaż twarzy: to zabieg, w którym wykonuje się masaż skóry twarzy za pomocą specjalnych technik, aby poprawić krążenie krwi i dotlenić skórę. Wybór odpowiedniego zabiegu pielęgnacyjnego zależy od indywidualnych potrzeb skóry, dlatego ważne jest, aby skonsultować się z profesjonalistą przed rozpoczęciem jakiejkolwiek pielęgnacji. [2,3,7,8,14]

Abstract

Proper facial skin care is very important to maintain a youthful appearance of the skin and a radiant, healthy complexion. By using proper facial skin care, we reduce the risk of blackheads, pimples or discoloration. Proper care of the facial skin should consist of thorough cleansing and moisturizing the facial skin. Each care should be adapted to the appropriate skin: dry, oily or combination. Diamond microdermabrasion is an important skin cleansing treatment, and thanks to needle mesotherapy we maintain a young, fully moisturized skin.[2]

Facial skin care is very important for good health and a radiant healthy complexion. The results of the poll show that Poles have my face 2 or 3 times a day. 41 percent a man's facial measures than twice a day. You usually do a shave workout after thinking about it in the evening. Women with the most major pre-bedtime facial actions and frequencies for this water jet. [1] Proper facial skin care should include thorough cleansing and moisturizing the skin. They are to be adapted to the appropriate type of skin: dry, oily or oily. Diamond microdermabrasion is an important skin cleansing treatment, and thanks to needle mesotherapy we preserve a young, fully moisturized skin. [2]

Piśmiennictwo

1. https://www.wiadomoscikosmetyczne.pl/artykuly/jak-polacy-dbaja-o-skore,66325
2. Czarnota A. „Pielęgnacja i regeneracja skóry po nieinwazyjnych zabiegach odmładzania twarzy. Care and regeneration of skin after non-invasive treatments of facial rejuvenation". PN Dermatologia Kosmetologia Estetyczna 1(5), 2016, 61-64.
3. Holck D. „Facial skin rejuvenation, Curr Opin Ophthalmol", 14(5), 2003, 246-252.
4. Wojnowska D. „Oczyszczanie i pielęgnacja wrażliwej skóry twarzy:, Kosmetologia Estetyczna 4(2) 2015, 138-139.
5. Niewęgłowska-Wilk M. „Mikrodermabrazja diamentowa jako alternatywa dla zastosowania farmaceutyków w redukcji plam barwnikowych skóry", praca doktorska, 2015.
6. Karimipour DJ, Karimipour G, Orringer JS: Microdermabrasion: an evidence-based review. Plast Reconstr Surg 2010; 125(1): 372-7.
7. Zaborowska E. „Mezoterapia igłowa i mikroigłowa jako metody regeneracji skóry", praca magisterska, wydział farmaceutyczny, 2021
8. Jankowiak W, Winter J. „Zastosowanie mezoterapii igłowej w kosmetologii. The use of microneedling in cosmetology", Aesth Cosmetol Med. 2021;10(2):75-78. https://doi.org./10.52336/acm.2021.10.2.06.
9. R. Kranc: Starzenie się skóry, cz. I. Metody zapobiegania oraz pielęgnacja skóry dojrzałej, Cabines, 70, 2015, 64-72.
10. A. Przylipiak: Podstawy medycyny estetycznej. Podręcznik dla studentów kosmetologii, Wydawnictwo Uniwersytetu Medycznego w Białymstoku, Białystok 2014.
11. Petsitis X. Kipper K., „Kosmetyka ozdobna i pielęgnacja twarzy. Informacje o produktach kosmetycznych i ich prawidłowym stosowaniu." Wydanie II Branżowy Miesięcznik Ogólnopolski dla Sklepów i Hurtowni FMCG 2015; 22(10).
12. Pirus A. „Projektowanie półki z kosmetykami do pielęgnacji twarzy." Wydawca - Czasopismo Poradnik Handlowca. Branżowy Miesięcznik Ogólnopolski dla Sklepów i Hurtowni FMCG, 2015, tom 22 (10)

13. K.A Bojarczuk, Lewicki M., Michalczak M., Smoleń A., „Ocena wiedzy studentów na temat zasad pielęgnacji cery = Evaluation of students' knowledge about skin care." Katedra i Zakład Epidemiologii i Metodologii Badań Klinicznych Uniwersytetu Medycznego w Lublinie 2016
14. Wikar A., „Urządzenia kosmetyczne stosowane w zabiegach pielęgnacyjnych twarzy i ciała – badanie ankietowe wśród pracowników gabinetów kosmetologicznych na terenie Małopolski. Cosmetic devices used in treatments face and body care - a survey among employees of cosmetology salons on the premises Małopolska (Lesser Poland)." Praca Magisterska UJ 2022
15. Noszczyk M. Kosmetologia kliniczna i lekarska. PZWL Wydawnictwo Lekarskie, 2013.
16. Kołodziejczak A. PZWL Wydawnictwo Lekarskie, 2019.
17. Dybaś D. et al. Effects of cavitation peeling and diamond microdermabrasion on selected skin parameters. Medical science pulse 12.4 (2018).
18. Kołodziejczak, A. The assessment of the effects of the combination of microdermabrasion and cavitation peeling in the therapy of seborrhoeic skin with visible symptoms of acne punctata. Journal of Cosmetic and Laser Therapy 21.5 (2019): 286-290.
19. M. Rogóż, Charakterystyka i redukcja zmian naczyniowych występujących w obszarze twarzy. Cz. I. Zabiegi nieinwazyjne „Kosmetologia Estetyczna" 1/2017/vol. 6, s.23.
20. J. Wesołowska i in., Zastosowanie wybranych bodźców fizykalnych podczas profesjonalnych zabiegów kosmetologicznych. Część II. Fale ultradźwiękowe, „Pomeranian J Life Sci", nr. 63, 2017 r., s. 44-47.
21. K. Padlewska, Przygotuj skórę do lata, „Wprost", Warszawa, (25), 2019.

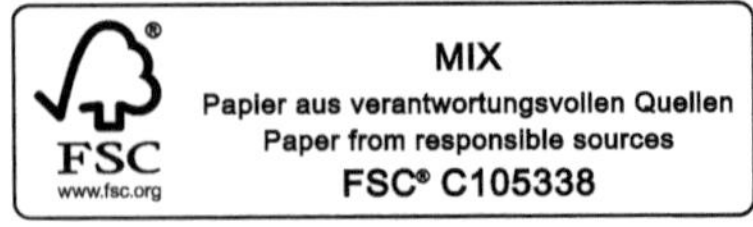

Printed by Books on Demand GmbH, Norderstedt / Germany